PUBLICATIONS DU *PROGRÈS MÉDICAL*

FAUX RÉTRÉCISSEMENTS

DE L'URÈTHRE

PAR

le Dr RELIQUET

ET

A. GUÉPIN, Interne des Hôpitaux

PARIS

AUX BUREAUX DU
PROGRÈS MÉDICAL
14, Rue des Carmes, 14

FÉLIX ALCAN
ÉDITEUR
108, Boulevard Saint-Germain, 108

1893

FAUX RÉTRÉCISSEMENTS

DE L'URÈTHRE

Td 120
91

PUBLICATIONS DU *PROGRÈS MÉDICAL*

FAUX RÉTRÉCISSEMENTS
DE L'URÈTHRE

PAR

le Dr RELIQUET

ET

A. GUÉPIN, Interne des Hôpitaux

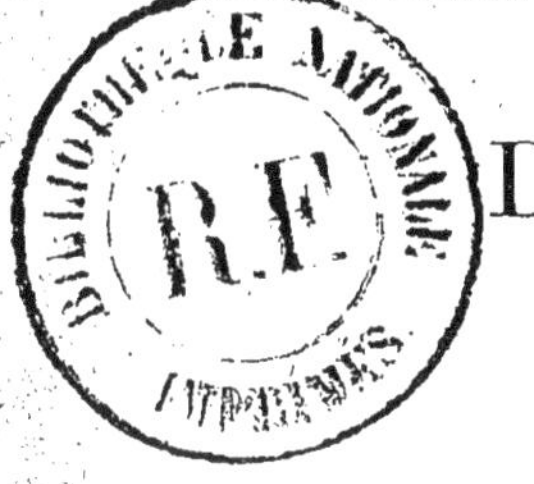

PARIS

AUX BUREAUX DU
PROGRÈS MÉDICAL
14, rue des Carmes, 14

FÉLIX ALCAN
ÉDITEUR
108, boulevard Saint-Germain, 108

1893

FAUX RÉTRÉCISSEMENTS

DE L'URÈTHRE

En 1878, M. Reliquet, dans ses leçons sur les spasmes de l'urèthre et de la vessie, a formulé la loi suivante:

1° Toutes les fois qu'il y a une cause d'irritation localisée de l'extrémité de la verge au collet du bulbe, y compris le prépuce et les glandes de Cooper, il y a spasme de la région profonde de l'urèthre avec passivité de la vessie.

2° Toutes les fois qu'il y a une cause d'irritation dans la région profonde de l'urèthre ou dans ses organes annexes (glandes de Littre, prostate, canaux éjaculateurs, vésicules séminales), il y a spasme de la région profonde de l'urèthre avec excitation de la contraction vésicale.

3° Lorsqu'on ne trouve pas du côté de l'urèthre, ou de ses organes annexes (glandes, canal déférent, vésicules séminales), ou de ses organes de voisinage (rectum, anus, etc.), la cause de l'excitation uréthrale seule ou de l'excitation vésico-uréthrale, il faut la chercher du côté des reins, même lorsqu'ils sont parfaitement indolents et du côté du système nerveux.

Les faits de *faux rétrécissements*, de spasme de l'urèthre, fournissant les signes matériels d'un rétrécissement vrai (arrêt de la bougie à boule, difficulté de la miction, le jet petit s'établissant lentement, les coups de piston nombreux et longuement répétés pour vider l'urèthre à la fin de la miction, la vessie ne se vidant pas), tous ces faits, pouvant être déterminés par une des causes de spasme de l'urèthre indiquées plus haut, il est d'une importance considérable de mettre le praticien en garde contre une erreur de diagnostic qui nous a paru de plus en plus fréquente.

Un malade se présente, on lui passe une bougie à boule ; cette bougie est arrêtée dans un point quelconque de l'urèthre ; la conclusion est immédiate : il y a rétrécissement de l'urèthre. Et le praticien se met en devoir de traiter ce rétrécissement. Si le Dr Reliquet en juge par le nombre des malades qu'il voit se disant atteints de rétrécissements, d'après les explorations qui leur ont été faites, et qui n'ont pas du tout de rétrécissement, l'erreur de diagnostic dont nous parlons est très fréquente et nous croyons utile de réétudier cette question en nous basant sur les nombreux faits que nous avons observés.

Ajoutons qu'il y a des cas où le diagnostic du rétrécissement réel et du faux rétrécissement présente de sérieuses difficultés.

Ce mémoire est consacré à l'étude des faux rétrécissements de l'urèthre. Nous devons donc y considérer successivement toutes les causes de spasme simulant le rétrécissement.

IRRITATIONS LOCALISÉES A L'EXTRÉMITÉ DE LA VERGE

Commençons par les irritations localisées à l'extrémité de la verge, au prépuce, au gland, aux glandes de Tyson, au méat (son étroitesse relative, sa position par rapport à l'urèthre).

OBSERVATION I. (M. Reliquet.)

Faux rétrécissement provoqué par un prépuce étroit.

M. X..., 39 ans, conducteur des ponts et chaussées, constitution robuste, est venu me consulter en octobre 1890. Ses fonctions l'obligent à des voyages longs et pénibles par tous les temps. Il a de fréquentes difficultés pour uriner. A la suite d'excès de table ou de refroidissements, il a été pris six fois depuis trois ans de rétention d'urine complète. Les trois premières fois on a pu passer des bougies fines qui ont permis l'évacuation de l'urine ; les trois dernières fois, les bougies les plus fines n'ont pas pu passer, et les phénomènes de rétention n'ont cessé qu'à la suite des bains et d'évacuations fécales. En dehors des rétentions d'urine, le malade me dit qu'on n'a jamais pu passer des bougies au delà du n° 8. Le diagnostic rétrécissement s'imposait pour tous les médecins qui l'ont soigné et le malade vient chez moi me demandant l'uréthrotomie interne. J'essaie de passer des bougies ; le n° 5 passe, mais est violemment serré.

Le prépuce court, très étroit, bride le gland qu'il est impossible de découvrir ; la verge est petite, ratatinée. Le malade me raconte que pendant l'érection le gland est fortement serré par le prépuce et que la verge est un peu arquée en bas.

Les urines contiennent beaucoup de pus ; la vessie, ne se vidant pas, remonte toujours au moins à deux travers de doigt au-dessus du pubis.

Le 8 octobre, je débride le prépuce en faisant l'incision unique sur le dos de la verge. Cette opération fut faite sans anesthésie. Écartement immédiat et retrait du prépuce en arrière du gland. Matière sébacée abondante autour du gland répandant une odeur très forte. Je nettoie le tout avec la solution de sublimé au millième. Immédiatement je passe très facilement des bougies jusqu'au n° 10.

Le lendemain, 9 octobre, je passe des bougies successivement jusqu'au n° 13, sans rencontrer la moindre difficulté.

Du 10 au 13 octobre, toujours sans rencontrer le moindre obstacle dans l'urèthre, j'arrive au n° 21. Alors la miction se fait bien, la vessie se vide et n'est plus saillante au-dessus du pubis. Les urines sont très limpides; elles ne présentent plus de dépôt purulent. Je suspens tout cathétérisme. Le 16 octobre, trois jours après le passage des bougies, le malade me dit qu'il urine moins bien.

La cicatrisation, quoiqu'il n'y ait pas de suppuration, se fait lentement. Il y a une sensibilité extrême du gland qui, aussitôt après le débridement du prépuce, avait augmenté notablement de volume. Le prépuce était tellement court que l'augmentation de son orifice résultant du débridement complet sur le dos de la verge n'a pas encore donné au frein une longueur suffisante. Celui-ci est encore trop court; la verge est encore bridée en arrière de la couronne du gland. Il en résulte, pendant l'érection, un étranglement circulaire de la verge et une traction violente sur le gland qui est incurvé en bas.

Le 16 octobre je fais le débridement du frein, la verge se développe encore et les érections ne sont plus gênées. A partir de ce moment, la miction est devenue tout à fait normale, la sensibilité de la surface du gland disparaissant de plus en plus.

J'ai revu ce malade en août 1891. Il n'a plus éprouvé la moindre difficulté pour uriner dans ses tournées d'inspection, quelle que soit la température.

OBSERVATION II. (M. Reliquet.)

Méat étroit placé haut sur le gland. Faux rétrécissement profond de l'urèthre.

Un Monsieur de 36 ans, ayant eu cinq chaudepisses, vient me voir et me communiquer la consultation d'un confrère qui lui conseille d'entrer dans une maison de santé, pour y subir l'uréthrotomie interne. Le malade me raconte ses difficultés pour uriner. Je remarque que le méat un peu étroit est placé très haut sur le gland. Avec le stylet courbé, je reconnais un cul-de-sac très profond en arrière de la commissure postérieure du méat et le fond de ce cul-de-sac saigne très facilement. La bougie n° 8 passe serrée dans l'urèthre. Je fais le débridement du méat avec anesthésie à la cocaïne. Immédiatement, je peux passer dans l'urèthre, sans rencontrer le moindre obstacle, les n°s 18 et 19. La miction se rétablit normale. Dans les jours qui ont suivi, le malade a expulsé quelques mucosités prostatiques.

OBSERVATION III. (M. Reliquet.)

M. X..., 32 ans, ayant eu autrefois des blennorrhagies, m'est envoyé pour que je lui fasse l'uréthrotomie interne. Le prépuce est étroit et court, le méat est étroit ; une bougie moyenne (n° 16) est arrêtée d'une façon nette dans l'urèthre, au collet du bulbe. La sensibilité de l'urèthre est grande. En raison du diagnostic de rétrécissement de l'urèthre, porté par le confrère qui m'envoie le malade, je ne cherche pas à déterminer la bougie qui peut passer. Les troubles de la miction sont toujours les mêmes ; la vessie ne se vide pas et reste, après la miction, saillante au-dessus du pubis. Je fais avec chloroforme le débridement du prépuce et le débridement du méat dans la même séance. Immédiatement, le n° 16 qui était arrêté dans l'urèthre le franchit facilement et le n° 20 arrive dans la vessie sans rencontrer le moindre obstacle.

OBSERVATION IV. (M. Reliquet.)

M. X..., 35 ans, mécanicien, vient chez moi le 10 mai 1890. Il urine par regorgement la nuit, et goutte à goutte pendant la journée avec des efforts violents. Prépuce étroit, mais laissant découvrir le gland. Balano-posthite chronique. Une bougie conique olivaire n° 17 est arrêtée au niveau du bulbe. Je passe très difficilement un n° 3 ; le n° 4 est serré et n'arrive pas dans la vessie.

Le 14 mai, je constate à nouveau l'impossibilité de faire pénétrer le n° 4 jusque dans la vessie. Le malade dit qu'il a uriné un peu mieux pendant vingt-quatre heures après le passage de la bougie n° 3 du 10 mai. Actuellement, les choses sont ce qu'elles étaient auparavant. Après anesthésie à la cocaïne (à 5 0/0), je fends le prépuce en haut sur la ligne médiane jusqu'au cul-de-sac. Immédiatement, le gland s'épanouit et double de volume. Le pansement fait, les n°s 6, 7 et 8 passent facilement et il eût été possible d'aller plus loin. Le malade urine beaucoup mieux.

Le 15 mai, je passe les n°s 7, 8, 9 et 10.

Le 16, les n°s 9, 10, 11, 12, 13.

Le 17, je vais au n° 15.

Le 18, les n°s 17 et 18

et après je gagne, toujours sans rencontrer le moindre obstacle, les n°s 22 et 23. Depuis l'incision du prépuce, il n'y a jamais eu la moindre difficulté à faire progresser les bougies ;

jamais elles n'ont été serrées. Si j'ai été lentement, et cela est relatif, c'est pour éviter toute irritation de l'urèthre ; en somme, j'ai fait une dilatation exploratrice.

La fonction est devenue complète à partir de l'intervention ; de suite, plus d'envies fréquentes, plus de douleurs en urinant, etc.

OBSERVATION V. (M. Reliquet.)

Leçons sur les maladies des voies urinaires (p. 107).

Faux rétrécissement. — Persistance du spasme de l'urèthre après le débridement du prépuce. — Disparition du spasme par le chloroforme. — Colique néphrétique.

Il s'agit d'un de mes anciens camarades d'études, marié depuis plusieurs années, qui vient me consulter, se disant atteint d'un rétrécissement de l'urèthre. Il avait consulté, en province, plusieurs confrères qui avaient tous essayé de lui passer des bougies sans jamais pénétrer dans la vessie. A ma première visite, je pus introduire jusque dans la cavité vésicale une bougie fine et molle, mais sa présence irritait tellement que je ne pus l'y laisser qu'un instant. Le prépuce était court et étroit L'éjaculation se faisait difficilement, la presque totalité du sperme s'écoulait de l'urèthre, la verge étant revenue au repos. La vessie était dilatée, la matité remontait à deux doigts au-dessus du pubis, les mictions étaient très fréquentes, chaque trois quarts d'heure. L'urine s'écoulait par petits jets brusques et saccadés ; quelquefois elle tombait en bavant. Après cette première visite, il me fut impossible d'introduire dans l'urèthre un instrument quelconque. Je proposai au malade de faire la circoncision pour libérer le gland, ce qu'il accepta. Cette opération faite, les besoins d'uriner étaient toujours fréquents et la vessie ne se vidait pas complètement. Le cathétérisme même avec les bougies fines, les plus molles, était toujours impossible, en raison de la douleur extrême produite par le contact de l'instrument avec l'urèthre. Je donnai alors du chloroforme et, le malade à l'état de résolution, je pus introduire par l'urèthre dans la vessie tous les instruments possibles, même le brise-pierre explorateur sans trouver le moindre obstacle dans l'urèthre. La vessie contenait 500 grammes d'urine normale. Avec le brise-pierre explorateur dans l'urèthre je fis la dépression de ce canal en comprimant directement sa paroi inférieure. Je laissai dans la vessie environ 500 grammes d'eau tiède. Le malade est réveillé. Une demi-heure après, il urine normalement par un jet gros et fort, à son grand étonnement. La miction fut ainsi rétablie.

Trois jours après cette opération, la nuit, il fut pris brusquement d'une colique néphrétique violente qui se termina par l'évacuation spontanée d'une quantité considérable de gros cristaux d'acide urique, environ deux cuillerées à bouche.

Les observations que nous donnons ici sont des observations typiques. Là où l'irritation de la verge due au prépuce et au méat a provoqué un spasme permanent de l'urèthre simulant tout à fait le rétrécissement, et même le rétrécissement le plus étroit — puisque dans tous ces faits il n'était possible de passer qu'une bougie très fine n'allant pas jusqu'au n° 8 — il est bien naturel que les confrères qui nous ont envoyé ces malades aient posé le diagnostic de rétrécissement de l'urèthre, en présence du fait matériel aussi précis de ne pouvoir passer une bougie très fine et surtout celle-ci étant serrée.

On conçoit combien les dispositions vicieuses du prépuce et du méat peuvent être une cause de difficulté de cathétérisme dans les cas de traumatisme de l'urèthre en général. Il nous a été donné d'observer des malades chez lesquels cette difficulté de cathétérisme a été la cause de l'insuccès des traitements érigés contre les lésions traumatiques.

OBSERVATION VI. (M. Reliquet.)

X..., tapissier en voitures, 29 ans, me consulte à la fin de mai 1889. Le 29 avril 1888, à la suite d'une chute sur le périnée, il fut pris de rétention d'urine. On lui mit une sonde à demeure qu'il garda quelques jours ; puis urina librement. A partir de ce moment, aucune intervention ne fut faite dans l'urèthre. Lorsque je vois le malade, la vessie est très dilatée, les envies d'uriner sont fréquentes, la miction est très douloureuse. Au périnée, on trouve une tuméfaction nettement fluctuante. Le passage de la sonde étant impossible, je fais le débridement du prépuce. Immédiatement la sonde en caoutchouc vulcanisée passe sans difficulté, et l'urine stagnante dans la vessie est évacuée.

L'évacuation de la vessie permet de délimiter l'abcès rétrovésical. Alors je fais l'ouverture de l'abcès à la fesse et au périnée. Il s'écoule une grande quantité de pus répandant l'odeur fétide des abcès péri-rectaux et n'ayant en aucune façon les caractères de la suppuration par infiltration urineuse. Immédiatement la tuméfaction ballonnée du rectum s'affaisse.

Il y a communication entre la cavité purulente de la fesse, celle du périnée et celle qui est en arrière de la vessie. Je fais des lavages dans ces cavités avec la solution du sublimé au millième et je mets des drains dans l'ouverture de la fesse et dans celle du périnée. Là, le drain est porté jusqu'en arrière de la vessie.

La sonde fut fixée à demeure. Le malade urina toutes les cinq ou six heures, ce qui le reposa beaucoup. On fit, de plus, des lavages de vessie. La sonde à demeure fut supportée sans aucune espèce de gêne pour le malade. Lorsque je la retirais quinze jours après, le malade la réintroduisait lui-même avec la plus grande facilité.

Le quinzième jour, également, il quitte la maison de santé. Trois semaines après il reprenait ses occupations.

Je revois ce jeune homme le 5 janvier 1890, il n'y a rien d'anormal perceptible à l'extérieur ; le toucher rectal dénote un état normal des parties. Le malade urine toutes les quatre ou cinq heures sans aucune douleur ; il vide très bien sa vessie.

OBSERVATION VII. (M. Reliquet.)

M. X..., 24 ans, sous-officier de cavalerie, fait une chute sur le périnée. On essaie de passer une sonde sans résultat et, pour faire cesser la rétention et le commencement d'infiltration d'urine, on ouvre l'urèthre par l'incision médiane du périnée. La sonde à demeure ne peut être placée.

Après des péripéties qui durèrent huit mois, pendant lesquels des tentatives nombreuses de cathétérisme furent faites, toujours sans aucun résultat ; après de nombreux abcès au périnée qui furent successivement ouverts, le malade n'urina plus que par le périnée. C'est dans ces conditions que je le vis en 1889. C'est un grand jeune homme blond, de corpulence assez solide, très amaigri par ce long état de maladie. Lorsqu'il écarte les jambes, on voit une grande plaie suppurante allant de la base des bourses à l'anus, occupant tout le périnée, présentant des orifices plus ou moins larges, surtout immédiatement en avant de l'anus. Ce sont les ouvertures de clapiers où l'urine se mélange au pus. Le rectum est décollé, comme isolé. Quand on pousse des injections d'eau boriquée dans ces clapiers, le liquide ressort de tous les côtés. Ce qui me frappe surtout, c'est qu'il n'y a pas de tissus au périnée. Le malade me raconte qu'il avait une tuméfaction très grande au-dessous des bourses, laquelle a été réséquée. Il en résulte que d'un ischion à l'autre, il n'y a plus rien du tissu conjonctif sous-cutané et de la peau. C'est là une singulière pratique de réséquer les tissus indurés par le contact de l'urine, qui reprennent leur souplesse lorsque l'urine ne les baigne plus, et sont alors si utiles à la reconstitution du périnée. J'essaie de passer une sonde dans l'urèthre. Je me sers d'une sonde à béquille, je suis arrêté net à la portion membraneuse. Je prends alors une petite bougie n° 6 qui passe. Une bougie n° 17 est arrêtée et serrée à la portion membraneuse.

Le prépuce étant court et étroit et retenant à la couronne du gland des matières sébacées irritantes, le méat étant étroit relativement, et placé haut sur le gland, je décide le malade à se laisser faire le débridement du prépuce et du méat. Sous l'action du chloroforme, ces deux petites opérations sont faites séance tenante et immédiatement une sonde en caoutchouc vulcanisé n° 18 entre facilement dans la vessie et je la fixe à demeure. Elle est, au grand étonnement du malade, supportée sans aucune espèce de gêne.

La sonde en caoutchouc vulcanisé, avec les précautions de propreté et de nettoyage nécessaires, est restée en place plus de deux mois. Ce qui a assuré au malade un très grand repos, n'ayant plus d'envies fréquentes d'uriner, plus de douleurs en urinant, et n'étant plus mouillé par l'urine s'écoulant par les trajets fistuleux. Ce qui a permis de le faire engraisser, seul moyen qui nous restait pour obtenir la réparation du plancher périnéal, la résection des tissus normaux ayant été faite.

Il est très certain que, si dès le début, aussitôt l'accident, on avait débridé prépuce et méat, on aurait pu passer la sonde, la faire supporter à demeure et on aurait évité tous les accidents consécutifs de suppuration du périnée et de décollement du rectum, on aurait très probablement obtenu une guérison rapide.

OBSERVATION VIII. (M. Reliquet.)

M. X..., docteur en médecine, fait une chute sur le périnée. Rétention et commencement d'infiltration d'urine. On lui passe une sonde, mais il ne peut la supporter à demeure. Alors on fait l'incision médiane du périnée jusqu'à l'urèthre. Quelques mois après on fait la suture de l'urèthre et du périnée, mais le malade ne peut pas supporter la sonde à demeure. L'insuccès de la suture est complet. C'est alors qu'il vint à Paris. La perte de tissus au périnée est telle, que lorsque le malade écarte les

jambes et relève les bourses avec la main, on a tout à fait
l'aspect d'une vulve. L'urèthre est largement ouvert au
périnée. L'urine en totalité passe par cette ouverture. Il n'y a
pas de tissus indurés à la périphérie.

Le prépuce est étroit et court, le méat relativement étroit
et très haut sur le gland. Je fais le débridement du prépuce
par l'incision dorsale unique ; immédiatement il se rétracte
en arrière du gland. Je fais le débridement du méat; puis je
passe des bougies du nº 21 au nº 25. Je les laisse momenta-
nément à demeure pendant quelques instants ; le malade n'en
éprouve aucune gêne. Quand je suis absolument certain que
la sonde à demeure sera bien supportée, je prie M. le Dr Ch. Périer de venir faire l'autoplastie de l'urèthre. Elle a porté sur
une longueur de 11 centimètres de la paroi inférieure de
l'urèthre.

La sonde à demeure a été supportée pendant 10 jours sans
aucune difficulté. La guérison de l'autoplastie a été complète.
Périer et moi avons revu ce malade depuis.

Évidemment, dans ce cas encore, c'est grâce à la
cessation de l'irritation à l'extrémité de la verge par le
prépuce et le méat, que la sonde à demeure a été supportée. Ce qui aurait eu lieu certainement lors des tentatives opératoires antérieures si les débridements du
prépuce et du méat avaient été faits.

Ces dispositions vicieuses du prépuce et du méat, qui
provoquent des spasmes pouvant simuler d'une façon
si complète les rétrécissements de l'urèthre chez des
sujets dont le canal est sain, en tant qu'altération organique des parois propre aux rétrécissements, ces dispositions vicieuses ont une action très marquée sur
l'état d'aggravation des troubles fonctionnels et des
signes physiques dans les cas de rétrécissement vrai de
l'urèthre. En voici des observations :

OBSERVATION IX. (M. Reliquet.)

M. X..., docteur en médecine, étant étudiant en 1861, con-
tracte une première uréthrite violente contre laquelle il emploie
les injections de perchlorure de fer. En 1864, nouvelle uréthrite
soignée de la même façon. De 1865 à 1868 apparaissent les
troubles de la miction. Difficultés pour uriner ; à chaque ins-

tant le malade est obligé de se passer une bougie qui, aussitôt retirée de l'urèthre, est suivie d'un jet d'urine. En 1870, l'uréthrotomie fut faite par Sédillot. Il y eut de très grandes difficultés pour passer la bougie conductrice, et ce ne fut qu'après 8 jours de préparation que l'opération put être faite. Le résultat immédiat fut une amélioration très notable. Mais, dès 1871, les difficultés pour passer les cathéters étaient déjà grandes. Mon confrère vint me consulter en 1874. Il ne pouvait uriner qu'à la condition de se passer une petite bougie ; aussitôt qu'elle était retirée, l'urine s'écoulait. Je ne pouvais introduire dans la vessie qu'une bougie n° 6. Je fais la deuxième uréthrotomie interne.

A la suite de cette opération, l'état du malade resta bon jusqu'en 1876. A cette époque, les difficultés pour uriner reparurent, le passage des bougies devient de plus en plus difficile et il survient une orchite droite avec suppuration. Après l'évacuation du pus, l'état de l'urèthre s'améliore et le passage des bougies est plus facile. Le malade vient tous les huit à dix jours chez moi, où je lui passe des cathéters Beniqué, sans jamais aller au delà du n° 36 ou 37. Je remarquais que les cathéters, après avoir franchi le collet du bulbe, étaient souvent arrêtés au col de la vessie ; et, plus d'une fois, je dus renoncer à entrer dans la vessie. Les choses allèrent tant bien que mal, le malade éloigna ses visites de plus en plus.

En 1880, nouvelle orchite sans suppuration. Encore une fois le passage de la bougie devient nécessaire pour la sortie de l'urine. Je fais à nouveau l'uréthrotomie interne. Pour cela le malade est chloroformisé. Pendant l'anesthésie, il m'est impossible de passer une bougie plus grosse que celle qui passait dans l'état de veille.

L'amélioration est notable ; le malade vient chez moi tous les huit ou quinze jours, je lui passe des cathéters Beniqué, étant toujours arrêté de temps en temps par la contraction de l'urèthre, tantôt en avant du collet du bulbe, mais bien plus souvent en avant du col vésical. Après cette opération, je ne pus jamais passer que le n° 40 de la filière Beniqué.

Depuis l'opération de 1880, il n'y eut plus d'orchite vraie, mais la vaginale droite était souvent dilatée par une quantité de sérosité limpide assez notable pour qu'il y eût gêne et même douleur. Je soulageais immédiatement le malade en évacuant la vaginale par une ponction faite avec un petit trocart. Pendant cette période de 1880 à 1888, je fis la ponction de la vaginale certainement au moins trois fois par an. Toujours le liquide a été limpide ; le testicule un peu gros, un peu dense, n'a jamais présenté aucune nodosité et la ponction de la vaginale a toujours suffi à faire disparaître la gêne éprouvée dans les bourses.

Bientôt le malade éloigna de nouveau ses visites. Il ne venait guère que pour faire ponctionner son hydrocèle. Il me disait ne pas uriner trop mal et, de temps en temps, se passait une bougie, lorsqu'en 1888 il me fait appeler. Il éprouvait des douleurs violentes au périnée et une très grande difficulté pour uriner. Je constate une tuméfaction occupant la partie moyenne du périnée, sans cependant y trouver de la fluctuation. Le passage de la bougie est difficile ; le n° 5 passe avec peine. Après examen du méat qui est placé très haut sur le gland et, en réalité, qui n'est pas d'un diamètre très petit et d'un cul-de-sac profond en arrière de la commissure inférieure du méat, je propose au malade de faire le débridement du méat immédiatement avant l'uréthrotomie interne. Je ne donne pas de chloroforme. L'anesthésie du méat obtenue grâce à la cocaïne, j'en fais le débridement. Puis immédiatement la petite bougie conductrice passe avec la plus grande facilité. Elle passe si facilement que je veux savoir combien le rétrécissement réel est augmenté par l'état spasmodique. Ce n'est que le n° 15 qui est arrêté dans l'urèthre. Je fais l'uréthrotomie interne, je mets la sonde à demeure ; tout se passe régulièrement. Mais après que l'urine s'écoule par la sonde et n'a plus de contact avec l'urèthre, le phlegmon du périnée ne diminue pas. Je l'ouvre, il sort un pus épais, muqueux, non mélangé d'urine. Évidemment c'est là un phlegmon d'une glande périphérique à l'urèthre.

Depuis ce débridement du méat de 1888, les conditions fonctionnelles de miction chez notre confrère ont été complètement modifiées en bien. Dans la note sur son histoire pathologique qu'il eut la complaisance de m'envoyer en 1890, il me dit : « Depuis mes opérations de 1888, l'amélioration a été définitive. « Les mictions sont quelquefois un peu fréquentes, mais tou- « jours faciles et sans le secours de bougies. » Depuis 1888 — et nous sommes actuellement en 1892 — soit depuis quatre ans, notre confrère vient me voir tous les mois à peu près. Je lui passe d'emblée, sans jamais rencontrer la plus légère difficulté dans le cathétérisme, les n°ˢ 43 et 45 de la filière Beniqué. Plusieurs fois le malade est resté deux et trois mois sans venir, et, dès sa première visite, j'ai toujours pu passer sans la moindre difficulté les n°ˢ 43 et 45, sans qu'il en résultât d'inconvénients.

Depuis 1888, les périodes d'envies fréquentes d'uriner sont rares.

Un autre fait très particulier a suivi cette opération du débridement du méat. Depuis cette époque (1888), l'épanchement de sérosité dans la tunique vaginale droite n'a plus été assez abondant pour nécessiter la ponction. Plusieurs fois, par simple curiosité, j'ai constaté qu'il y avait un peu de liquide.

Il est évident qu'ici, si le débridement du méat avait été fait dès la première uréthrotomie, l'état de spasme de la région profonde de l'urèthre qui rendait si difficile l'introduction des cathéters Beniqué ou des sondes en gomme, entre l'opération de 1874 et celle de 1888, n'aurait pas existé. Et les récidives du vrai rétrécissement auraient pu être évitées grâce au passage facile des cathéters. De même, certainement, les accidents du côté du testicule qui se sont produits depuis 1874 auraient pu ainsi être évités.

OBSERVATION X. — (M. Reliquet.)

M. X..., 56 ans, vient me consulter le 4 mai 1889. Le prépuce court et étroit comprime le gland que l'on décalotte et surtout recalotte très difficilement. Le méat étroit a des lèvres dures. Pour uriner, le malade est obligé de relever le gland avec un doigt appliqué contre le frein. Il y a un écoulement abondant de pus ; le malade me dit qu'il est habituel. Depuis des années les mictions difficiles sont très fréquentes et souvent il y a de la rétention. Le malade dit n'avoir jamais eu de blennorrhagie. Il a été opéré de la lithotritie en 1872. Quelques années après des graviers venant des reins s'arrêtèrent dans l'urèthre. En les retirant, il y eut des déchirures du canal (dit le malade). Il est bien probable que, lors de la lithotritie, il y eut quelques lésions de l'urèthre qui furent la cause de l'arrêt ultérieur des graviers. M. X... a été opéré de l'uréthrotomie une première fois à Paris en 1882, une seconde fois en 1883, une troisième fois en province en 1885.

Le 5 mai 1889, le malade étant rentré à la maison de santé, je procède à l'exploration de l'urèthre. J'essaie, comme c'est mon habitude, la bougie conique olivaire n° 16 qui est arrêtée d'une façon très nette à la partie moyenne du pénis. Ce jour même, avec les bougies les plus fines, il m'a été impossible de passer, toujours arrêté dans la portion pénienne du canal. Le 6 mai une bougie n° 4 s'engage sans pouvoir franchir ; elle est serrée. Je la laisse en place et le malade peut uriner par-dessus. Le 7 mai je passe une bougie en baleine très fine qui pénètre dans la vessie. Je la laisse en place pendant vingt-quatre heures. Le 8 je passe une bougie en gomme n° 6, je la fixe à demeure et le malade urine par-dessus.

RELIQUET.   2

Le 9 mai, je donne le chloroforme. Je débride le prépuce par l'incision supérieure. La rétraction du prépuce en arrière du gland est complète et à ce moment même l'urine sort largement par-dessus la bougie n° 6 qui est en place. Le débridement du méat se fait dans un tissu lardacé ; à peine s'il y a du sang. Je retire la petite bougie et avant de faire l'uréthrotomie je veux m'assurer de l'état réel de l'urèthre. Une bougie n° 13 passe sans aucune espèce de difficulté. La bougie n° 17 passe étant serrée et arrive dans la vessie. Je fais l'uréthrotomie interne avec la plus grande lame de Maisonneuve. La sonde à demeure est laissée en place pendant 48 heures. Le 11 mai, je la retire et la miction se fait avec une grande facilité.

Dix jours après l'opération je passe les cathéters Beniqué du n° 42 au n° 45. Le malade apprend à se les passer lui-même.

Voilà un fait où les récidives de rétrécissement peuvent encore être attribuées en grande partie à l'état du prépuce et du méat ; car la facilité de passer les cathéters après les opérations que je lui ai faites se serait évidemment produite si, dès la première uréthrotomie, on avait fait le débridement du prépuce et le débridement du méat.

Si en 1882, avant la première opération d'uréthrotomie, on eût fait le débridement du prépuce et du méat, il est possible qu'on eût reconnu qu'il n'y avait pas de rétrécissement, exactement comme dans les premières observations de ce mémoire.

Ces deux dernières observations sont d'un enseignement considérable. Elles démontrent combien il est difficile dans certains cas de diagnostiquer le calibre réel du véritable rétrécissement de l'urèthre. Ici tout se présentait pour tromper : difficulté pour introduire les petites bougies qui, quand elles passent, sont serrées. Dans le second cas, le calibre du rétrécissement reconnu par la bougie est tellement petit qu'il faut commencer par la sonde fine, laissée à demeure, puis continuer les jours suivants par des bougies en gomme très fines, serrées dans l'urèthre. Et ce n'est que progressivement qu'il est possible de passer le n° 5 ou 6, diamètre suffisant pour l'introduction du cathéter de l'uréthrotome de Maisonneuve.

Ajoutons à cela une suppuration notable de la région profonde de l'urèthre en arrière du point rétréci, et les troubles de la miction qui se rencontrent dans tous les cas de rétrécissement étroit. En somme, aucun des symptômes des rétrécissements étroits vrais n'ont manqué dans ces deux observations. Dans la première, celle de notre confrère, tous ces symptômes existaient au moment de chacune des interventions directes par l'uréthrotomie (quatre interventions). Dans la seconde, les symptômes nets du rétrécissement de l'urèthre étaient aussi complets qu'il est possible. Hé bien, aussitôt le débridement du méat dans le premier pas, aussitôt le débridement du prépuce et du méat dans le second, immédiatement nous voyons cesser le spasme permanent du rétrécissement. Nous voyons en même temps disparaître la sensibilité de l'urèthre au niveau du rétrécissement et de la portion membraneuse ; presque séance tenante, nous passons des bougies d'un volume incomparablement plus gros que celles qui étaient passées avant, et cela sans rencontrer la moindre difficulté, le moindre arrêt dans la continuité du canal.

Dans le premier cas (observation de notre confrère), il n'y a pas eu d'anesthésie générale et le spasme du rétrécissement de l'urèthre a cessé immédiatement, dès que le débridement du méat a été fait. Dans le second cas, là où furent faits successivement le débridement du prépuce et le débridement du méat, le malade était sous l'influence du chloroforme. Nous savons bien que l'action du chloroforme sur l'urèthre est complète. Il y a long-temps que Sédillot a conseillé de donner du chloroforme pour faciliter le cathétérisme des rétrécissements difficiles à franchir. Mais, chez notre malade, la différence entre la petite bougie qui était à demeure et qui avait passé, étant serrée (n° 6), et celle qui a passé dans l'urèthre, à peine serrée, aussitôt les opérations du prépuce et du méat faites (n° 17), est telle qu'il nous est impossible de ne pas faire intervenir la cessation brusque de l'irritation produite par le prépuce et le méat dans le résultat obtenu.

Ce qu'il y a encore de frappant dans ces observations, c'est le résultat ultérieur. Chez le second de ces malades qui, depuis des années, se passait des petites bougies pour pouvoir uriner, qui, après ses différentes uréthro-tomies internes, supportait difficilement le n° 40 Beniqué pour descendre rapidement bien au-dessous de ce calibre et redemander une nouvelle opération ; chez ce malade, les n°s 42 à 45 Beniqué passaient avec la plus grande facilité. Malheureusement nous n'avons pas revu ce malade ; il est retourné chez lui, en province.

Mais celui de la première observation (IX) nous le re-voyons à peu près tous les mois. Il vient nous deman-der de lui passer les cathéters Beniqué. Et lorsqu'on éprouvait souvent les plus grandes difficultés à lui passer les n°s 35 à 37, étant toujours arrêté par un spasme de la partie profonde de l'urèthre, tantôt à la région membraneuse, tantôt au col de la vessie, maintenant, depuis le débridement du méat, on passe d'emblée sans la moindre difficulté les numéros 43 et 45 Beniqué, et le malade n'éprouve plus ces difficultés pour uriner qui l'obligeaient jadis à passer de fines bougies, lesquelles retirées étaient suivies de l'écoulement de l'urine.

Les observations qui précèdent démontrent surabon-damment que le rétrécissement de l'urèthre, localisé dans la région pénienne ou partout ailleurs, peut être le siège de spasmes qui diminuent son calibre et rendent plus énergiques, plus complets, les troubles fonctionnels de l'émission de l'urine. Nous savons cela depuis longtemps. En effet, il n'est pas rare de voir des rétrécissements péniens, relativement peu étroits, pro-voquer la rétention d'urine complète sous l'influence d'une cause occasionnelle générale plus ou moins marquée. Ainsi les excès de table, l'excès de boissons alcooliques, les longs voyages en chemin de fer sont les causes occasionnelles habituelles de la rétention d'urine chez les individus atteints de rétrécissement. En dehors de l'état congestif plus ou moins inflammatoire localisé au point de l'urèthre malade, il y a certainement une contraction spasmodique locale, ainsi que le démontre le traitement même de la rétention dans ces cas. Comme le dit M. Reliquet dans son traité des opérations (1869), page 148 et suivantes : « La bougie, en pénétrant dans l'orifice rétréci, produit les effets suivants :

« 1° Fait cesser le spasme et va facilement dans la vessie ; alors l'urine s'écoule soit par-dessus la bougie, soit sous forme de jet très notable, la bougie étant retirée.

« 2° La bougie pénètre dans l'orifice du rétrécissement, mais y est serrée sans pouvoir aller jusque dans la vessie. Ici, lorsque l'envie d'uriner se produit, on retire la petite bougie de façon à ce que son extrémité filiforme reste seule dans le rétrécissement et l'urine sort par jet saccadé. Aussitôt on reconduit la bougie dans le rétrécissement le plus loin possible. Sous l'influence de la présence de la petite bougie le spasme au niveau du rétrécissement finit par cesser, la petite bougie arrive dans la vessie et presque toujours les malades urinent par-dessus. Bien entendu les moyens antiphlogistiques locaux doivent être au besoin combinés pour faire cesser l'état congestif ou inflammatoire local.

« Pour bien montrer l'existence de ce spasme au niveau du rétrécissement pénien, voici le fait que j'ai observé, en 1863, étant interne à l'Hôtel-Dieu. Au milieu de la nuit, je suis appelé dans le service de M. Monneret ; je trouvais un malade, âgé de trente ans environ, atteint de rhumatisme articulaire aigu généralisé, avec fièvre intense et sueurs abondantes, qui se plaignait de ne pas pouvoir uriner. Ce malade avait un rétrécissement qui le forçait à se sonder toutes les fois qu'il faisait un excès, et il m'indique le numéro de la sonde-bougie dont il se sert en pareil cas. C'était le numéro 10 filière Charrière. Devant mon collègue Lascano, qui m'avait accompagné, j'introduis cette sonde dans l'urèthre qui est arrêtée bien avant le bulbe. Je la poussais légèrement lorsqu'il sortit brusquement par le pavillon un jet de sang pur. Effrayé, je retire la sonde, mais l'urine ne s'écoulant pas, après quelques instants j'introduis la même sonde, qui passe sans difficulté et qui est à peine serrée ; la vessie se vide.

« Le lendemain matin, mon collègue Sottas, qui était interne du service, me dit qu'il venait de faire pisser le même malade avec une sonde plus grosse que celle dont je m'étais servi. »

Par les faits que nous venons de donner, nous démontrons que les dispositions vicieuses du méat et du prépuce, qui provoquent de l'irritation à l'extrémité de la verge, déterminent le spasme de l'urèthre simulant d'une façon complète le rétrécissement du canal, et aggravant le rétrécissement quand celui-ci existe déjà. Il n'y a pas de doute maintenant, quand les troubles pathognomoniques des rétrécissements de l'urèthre existeront chez des sujets ayant en même temps soit le prépuce étroit, étroit et court, etc., soit le méat étroit ou simplement placé très haut sur le gland, il faudra faire disparaître ces dispositions vicieuses pour savoir s'il y a réellement rétrécissement et, si le rétrécissement réel existe, pour en apprécier le calibre véritable.

Civiale parle à chaque instant dans ses travaux de l'utilité de débrider le méat soit pour faciliter le passage des instruments, — car il avait remarqué que toutes les fois qu'un instrument est serré dans le méat, on franchit difficilement avec lui la région profonde de l'urèthre, — soit pour faire disparaître ce qu'il appelait l'atonie vésicale, ce que nous nommons stagnation d'urine. Et voici ce qu'il dit (3e édition, tome III,

page 270) : « J'ai eu à traiter un grand nombre de sujets affectés d'atonie opiniâtre de la vessie. Dans un cas
entre autres, après avoir employé divers moyens sans
succès, je me suis trouvé conduit à rechercher s'il
n'existait pas dans l'urèthre ou dans la vessie quelque
lésion organique susceptible d'entretenir les accidents.
Je reconnus que l'introduction d'une grosse bougie
n° 10 ou 11 était rendue impossible par une bride au
méat urinaire. Je détruisis cette bride dans l'unique
but de pouvoir plus tard faire passer une bougie ou un
instrument explorateur sans que le malade souffrît.
Quelle n'a pas été ma surprise, au bout de quelques
jours, de voir disparaître par cela seulement tous les
symptômes d'atonie de la vessie et de stagnation
d'urine ! En se multipliant, les faits de ce genre m'ont
mis à même d'apprécier la portée d'une cause qui reste
si souvent ignorée et, depuis lors, j'ai guéri un grand
nombre de malades par le simple débridement du méat
urinaire. »

Évidemment, Civiale faisait disparaître ainsi le
spasme de l'urèthre qui gênait le cours de l'urine et
entraînait l'atonie vésicale. Ce sont là des faits que nous
observons très souvent.

L'existence de la valvule de la fosse naviculaire unique ou multiple, plus ou moins développée, placée plus
ou moins loin en arrière du méat, peut devenir, dans
des conditions variables, la cause d'un spasme de l'u-
rèthre simulant un rétrécissement. Presque toujours
ces valvules ont la disposition des valvules sygmoïdes
de l'aorte, ayant leur cul-de-sac ouvert en avant. Il en
résulte que le flot d'urine venant de la vessie applique
la valvule contre la paroi supérieure du canal. Quand
ces dispositions valvulaires ne diminuent en rien le
calibre de l'urèthre et n'ont point été le siège d'une
inflammation, surtout dans leur cul-de-sac, le sujet
garde indéfiniment cet état anormal sans en éprouver
aucune espèce de gêne. Si elles diminuent le calibre

de l'urèthre, elles agissent exactement comme l'atrésie du méat avec toutes ses conséquences. Quelquefois, ainsi que nous l'avons observé, la valvule présente une disposition circulaire comme un diaphragme percé d'un orifice plus ou moins central, de diamètre variable. Ordinairement, dans ce cas, il suffit d'écarter les lèvres du méat pour reconnaître cette disposition vicieuse que, du reste, l'introduction d'une bougie en suivant la paroi supérieure de l'urèthre et arrêtée par un obstacle invite à explorer avec un stylet mousse. Il est évident qu'un instrument est serré par ce rétrécissement vraiment congénital de la fosse naviculaire de l'urèthre. Une fois détruit par le débridement qu'il convient, les choses se passent exactement comme dans les cas de débridement du méat dont nous avons parlé. On reconnaît de suite la disparition de l'obstacle profond en pouvant passer des sondes beaucoup plus volumineuses que celles qu'on passait auparavant.

A côté de ce rétrécissement que nous appellerons (valvulaire) du méat, il y a une autre disposition de l'extrémité antérieure de l'urèthre qui, sans déterminer une véritable diminution du calibre du canal, est caractérisée par une direction sinueuse et agit en réalité comme le ferait un calibre rétréci. L'urèthre peut avoir dans ces cas un méat normal, ordinairement placé un peu haut sur le gland ; puis il se dirige en bas ; sa paroi inférieure en arrière du méat présente le cul-de-sac sur lequel nous avons tant insisté ; mais sa paroi supérieure n'est point convexe comme dans les fosses naviculaires habituelles. Ici il n'y a pas de fosse naviculaire et en arrière du méat le calibre de l'urèthre est comme tubulé et ce tube se dirige en bas, puis remonte pour se continuer avec le canal normal. On comprend que l'introduction d'une sonde dans cette portion du canal doit forcément rectifier sa sinuosité, et pour peu qu'elle ait le volume du calibre habituel du canal elle sera serrée dans l'urèthre à ce niveau. De là encore une cause de spasme de l'urèthre que Civiale a indiquée il y a longtemps.

Il est clair que le débridement du méat doit être fait très complètement sur la paroi inférieure de l'urèthre jusqu'à l'urèthre de direction normale, ainsi qu'il nous est arrivé de le faire chez un malade qui avait déjà subi une opération d'uréthrotomie et dont nous donnerons l'observation complète dans un mémoire ultérieur.

Ces dispositions vicieuses, mêmes lorsqu'elles ne sont pas assez développées pour agir comme l'atrésie du méat, deviennent une cause permanente d'irritation à l'extrémité de la verge, après la blennorrhagie et même après de simples uréthrites. Toutes les fois que la muqueuse des culs-de-sac des vavules a subi ou a été envahie par l'inflammation, à moins que le cul-de-sac soit peu profond, qu'il puisse être facilement touché par les injections ou lavé par l'urine, l'inflammation y devient chronique avec des exacerbations à la moindre surexcitation. Nous avons vu des sujets se dire atteints de rétrécissement chez lesquels les bougies étaient serrées dans la région profonde de l'urèthre. Chez eux aussi la vessie ne se vidait pas. Tout cela disparaissait après la section des valvules et par suite la disparition de l'inflammation chronique localisée à leurs culs-desac.

Il arrive assez fréquemment que la valvule de la fosse naviculaire n'est visible et bien reconnaissable que lorsqu'on a débridé le méat ; car sa position anormale sur le gland coïncide assez souvent avec l'existence de ces valvules.

Il y a des dispositions anormales des glandes de l'urèthre et du gland qui coïncident avec les malformations du prépuce et du méat. Quand ces glandes à dispositions anormales s'enflamment — ce qui est très fréquent — elles augmentent d'une façon notable l'irritation de l'extrémité de la verge. Lorsqu'elles existent seules, sans aucune espèce de disposition mauvaise du prépuce ou du méat, leur état inflammatoire chronique, la suppuration de leur cavité suffit pour déterminer le spasme de l'urèthre et provoquer des troubles de miction. La disparition de ces suppurations glandulaires suffit à faire cesser tous les troubles fonctionnels. Les variétés de ces dispositions glandulaires anormales sont assez nombreuses. Nous les étudierons en même temps que leurs inflammations dans un travail ultérieur.

Chez les hypospades l'atrésie congénitale du méat provoque les troubles fonctionnels et les spasmes de l'urèthre comme chez les sujets qui ont l'urèthre complet. Le débridement du méat doit être fait chez eux d'une façon toute particulière ainsi que cela est décrit dans les leçons sur la stagnation d'urine (p. 170).

AFFECTIONS DES GLANDES DE L'URÈTHRE

Les glandes de Cooper et les glandes de Cooper situées anormalement dans les parois de la portion pénienne de l'urèthre, étant le siège d'inflammation aiguë ou chronique, peuvent être l'origine d'un spasme dans la région profonde de l'urèthre simulant le rétrécissement, déterminant de la stagnation et même de la rétention d'urine. Dans les leçons sur les spasmes de l'urèthre et de la vessie et sur les stagnations d'urine (p. 110 et 177) M. Reliquet insiste sur ces faits. Des observations *in extenso* sont dans le mémoire sur les fistules uréthrales non urinaires (1885). Ici, en soignant la coopérite, on rétablit le calibre de l'urèthre.

La muqueuse de la partie pénienne de l'urèthre peut être le siège de modifications tenant à l'état général du sujet, et localisées dans une section plus ou moins longue, ou sur une surface plus ou moins grande de la paroi de l'urèthre et simulant un véritable rétrécissement.

Observation XI. — (M. Reliquet.)

En 1874, je fais la lithotritie à un homme de 60 ans, goutteux, ayant fréquemment des alternatives de manifestations articulaires de la goutte et d'herpès cutané, se localisant sur les points les plus variés du corps. Chez ce malade, il s'agissait d'une pierre plate d'à peine un centimètre d'épaisseur et de quatre centimètres dans les autres dimensions. A la première séance je fis, avec le plus grand soin, l'évacuation des graviers par la sonde, au moyen des injections, préoccupé de ne pas laisser dans la vessie de ces fragments longs et étroits, que l'on évite difficilement dans ces cas de pierre plate, même avec mon brise-pierres. A cette époque, nous faisions encore les séances courtes sans chloroforme. Vingt-quatre heures après la première séance, le malade se plaint d'éprouver de la gêne dans l'urèthre et d'être obligé de pousser plus énergiquement pour uriner (il urinait étant couché). En palpant l'urèthre je trouve, à la partie moyenne du pénis, une induration d'un centimètre et demi de longueur semblant occuper toute la section de l'urèthre. Je crus de suite à un gravier arrêté dans l'urèthre, car c'est là le lieu d'élection. J'examine directement : l'instrument en métal ne donne aucun contact de gravier ; je veux passer une sonde en gomme : je suis arrêté. Bref, je ne puis introduire qu'une petite bougie nº 12 et je reconnais que pour la faire entrer il faut la diriger sur la paroi latérale gauche. Mon anxiété fut très grande. J'étais très certain de ne pas avoir déchiré l'urèthre pendant mon opération et je craignais beaucoup l'arrêt de graviers en arrière de cette tuméfaction. Bien entendu, la position horizontale sur le dos fut imposée au malade de la façon la plus absolue. J'étais très inquiet lorsque, quarante-huit heures après cette découverte, le malade me dit qu'il urinait très librement, mais que depuis le matin il avait une large éruption sur la fesse gauche. C'était une éruption d'herpès. Alors il me raconta que souvent ses accès de goutte au pied disparaissaient lorsque apparaissait une éruption cutanée semblable à celle-ci.

Ici, il s'agit d'un état aigu et le diagnostic avec le rétrécissement vrai est facile en raison des commémoratifs. Mais on comprend que ce qui n'a duré chez ce malade que quarante-huit heures peut se produire d'une façon chronique et avoir une durée beaucoup plus longue, de façon à simuler le rétrécissement vrai.

C'est ce que nous avons observé chez un homme de trente-cinq ans, riche, grand chasseur. Chez lui il y avait, à environ cinq centimètres en arrière du méat, une petite nodosité de volume variable disparaissant tout à fait pendant un certain temps pour revenir à des époques indéterminées. Quand elle existait, le rétrécissement du canal était manifeste. Il nous est arrivé de ne pouvoir y passer que le n° 13 qui était serré au niveau de cette nodosité. Cela existait chez un goutteux.

Comme nous l'avons déjà dit, les irritations siégeant dans la portion profonde de l'urèthre, du collet du bulbe au col vésical, dans les glandes périphériques à cette région ou dans les organes annexes, provoquent l'état spasmodique de la région profonde de l'urèthre avec excitation vésicale. De là des envies d'uriner très fréquentes, avec excitation vésico-uréthrale plus ou moins douloureuse. De là également ce fait important : les symptômes douloureux de la rétention d'urine se produisent dans ces cas, la vessie étant relativement peu dilatée. Ceci tient une grande place dans l'histoire des affections aiguës de la prostate et ce sujet a été développé dans les leçons sur les stagnations d'urine. Dans ces cas, la contracture de l'urèthre profond — que la cause soit une inflammation ou une irritation chronique d'un ou de plusieurs éléments glandulaires de la prostate, soit une inflammation du plancher prostatique en avant de la lèvre inférieure du col vésical, soit une affection des voies séminales proprement dites, du canal déférent, de la vésicule séminale — est la résultante de ces irritations. Elle simule bien réellement le rétrécissement, puisque la petite bougie qui y est introduite est serrée. Mais elle agit aussi en déterminant une déviation antéro-postérieure de l'urèthre, le col vésical et la portion profonde de l'urèthre étant fortement attirés en haut par l'état de spasme des muscles propres de l'urèthre dans cette région. Cette déviation, qui imprime à la sonde ou à la bougie une courbure considérable pour arriver dans la vessie, détermine une compression de l'instrument qui fait croire à l'opérateur à une diminution du calibre de l'urèthre. Ainsi, d'une part, contracture de la région membraneuse agissant par compression directe, simulant bien le rétrécissement sur la sonde ou sur la bougie, et, d'autre part, déviation de l'urèthre relevant fortement la sonde ou la bougie en la comprimant dans des points alternes. Voilà deux causes d'erreur qui ont bien souvent trompé les chirurgiens et qui les tromperont souvent s'ils n'y prennent garde. Nous ne comptons plus les cas où nous avons eu à rectifier le diagnostic de rétrécissement de l'urèthre dans les faits de ce genre. M. Reliquet se rappellera toujours avoir été mandé par M. Gosselin, près d'un jeune homme appartenant au monde médical. On l'appelait pour faire l'uréthrotomie interne. Comme toujours il prit dans sa boîte une bougie conique olivaire très molle n° 18. Le malade étant dans la position couchée propre au cathétérisme, la bougie fut conduite de la façon la plus observée dans l'urèthre et, sans rencontrer le plus léger obstacle, elle arriva dans la vessie à l'étonnement général. En retirant la bougie, lorsque son extrémité arrive au méat, un bourbillon muqueux blanc, épais, de consistance visqueuse, sort à sa suite de l'urèthre. Le malade en éprouva un grand soulagement. Les jours suivants, il fut facile de reconnaître que cette mucosité venait de la région profonde de l'urèthre. Lorsque la difficulté pour uriner reparut par le toucher rectal, on reconnaissait un gonflement notable de la région membraneuse avec sensibilité. Chez les individus où la déviation uréthrale domine, le diagnostic réel se fait encore avec la bougie conique olivaire très souple ou avec la sonde coudée, petit bec, assez souple ou enfin avec la sonde coudée à grande courbure (1). Quand on a pénétré dans le collet du bulbe

---

(1) Reliquet. — *Traité des opérations des voies urinaires.* Chapitre 1er (du Cathétérisme).

avec ces instruments, il est à peu près certain que l'on a affaire à la déviation uréthrale ; car les rétrécissements vrais de la région prostatique sont extrêmement rares et toujours d'origine traumatique.

CRISTAUX DANS L'URÈTHRE

Il y a des sujets qui, entre chaque miction, gardent dans l'urèthre des cristaux de phosphate ammoniaco-magnésien, d'acide urique ou même d'oxalates, qui se plaignent de difficultés pour uriner simulant celles du rétrécissement. Quand on explore l'urèthre les bougies fines (7 à 12) sont serrées. En les retirant, on trouve sur la bougie les cristaux qui étaient dans l'urèthre. Il suffit alors de traiter ces formes de gravelle, de faire disparaître les cristaux pour rétablir le calibre de l'urè·thre et l'intégrité de la miction.

AFFECTIONS DES ORGANES VOISINS

Les organes placés au voisinage de l'urèthre (rectum, anus) peuvent être le point de départ d'irritations qui auront pour conséquence le spasme de l'urèthre. Parmi ces causes de voisinage, une des plus fréquentes est l'accumulation de matières fécales dans le rectum. Généralement, on attribue la rétention qui se produit en pareil cas à la compression de l'urèthre par les matières fécales qui repoussent en avant la prostate. Les observations suivantes démontrent que le spasme de l'urèthre avec diminution de calibre au niveau de la portion membraneuse peut s'ajouter aux phénomènes de compression.

Pendant le siège de Paris, M. Reliquet fut appelé

par deux confrères différents près de deux malades chez qui le diagnostic rétrécissement de l'urèthre avait été porté (1). L'un était un homme de 45 ans. Il n'avait de difficultés pour uriner que depuis quelque temps. Un confrère avait voulu le sonder et n'avait pu engager dans l'urèthre qu'une toute petite bougie. Moi-même je pouvais introduire le n° 8 jusque dans la vessie, mais le n° 9 était retenu serré au niveau de la portion membraneuse. J'examine par le rectum, je trouve la prostate assez grosse et le rectum complètement plein de matières fécales. En raison du peu d'ancienneté des difficultés pour uriner je ne crus pas au rétrécissement. Nous débarrassâmes le rectum au moyen de grands lavements et d'un purgatif salin et, deux jours après, je pus passer dans l'urèthre les n°s 22 et 23 sans difficulté. Du reste la miction a été complètement rétablie.

Le second malade était un concierge de 64 ans environ. Comme chez le premier, une petite bougie n° 10 était serrée au niveau de la région membraneuse ; la prostate était très grosse et le rectum plein de matières fécales. Là encore, lorsque le rectum a été vide, la miction est redevenue ce qu'elle était auparavant.

Cet état de spasme de l'urèthre, dû à la constipation, s'observe aussi chez les individus jeunes. Nous l'avons vu assez développé, chez un homme de 30 ans, pour retenir dans la vessie plus de 500 grammes d'urine après la miction. La bougie n° 12 était serrée dans l'urèthre pendant la constipation et, dès qu'elle cessait, l'urèthre laissait passer les instruments les plus volumineux ; en même temps la vessie se vidait.

Les hémorrhoïdes peuvent agir sur l'urèthre de deux façons différentes. Dans le premier cas, le gonflement hémorrhoïdal est considérable, l'anus est tuméfié, les bourrelets hémorrhoïdaux font saillie à l'extérieur. Si

---

(1) Ces deux observations ainsi que les suivantes sont publiées dans les *Leçons sur les maladies des voies urinaires* (page 116 et suivantes).

on touche le rectum, on commence par reconnaître le phénomène de contracture du sphincter anal sur les hémorrhoïdes et on trouve toujours la prostate tuméfiée ayant une consistance plus molle qu'à l'état normal ; il y a congestion prostatique. Dans ce cas, on rencontre toujours du côté de l'urèthre une élévation considérable de la lèvre inférieure du col vésical.

Dans le second cas il s'agit de vieilles hémorrhoïdes qui n'ont pas été gonflées et qui n'ont pas flué depuis longtemps : « Chez un malade âgé de 70 ans, très bien constitué, je constatai au premier cathétérisme une diminution de calibre au niveau de la portion membraneuse qui ne permettait pas de passer la sonde n° 15. La vessie était distendue et retenait de l'urine après chaque miction. Ce malade n'avait de troubles de la miction que depuis très peu de temps. En le touchant par le rectum, je constatai que la prostate était symétrique, peu développée pour son âge et d'une dureté uniforme et normale. Mais la muqueuse rectale au niveau de la prostate présentait un repli flottant ayant comme un noyau dur à son limbe, noyau par conséquent éloigné de la prostate. Le malade me raconta qu'il avait eu des hémorrhoïdes pendant de longues années, à des époques fixes et qu'elles avaient cessé de paraître depuis une dizaine d'années. Je cherchai alors la cause occasionnelle. Il me raconta qu'il venait de faire un long voyage pour accompagner un de ses parents malade et que dans le cours de ce voyage, pendant une constipation qui dura plusieurs jours, il fut pris d'une difficulté pour uriner qui ne cessa pas. Évidemment ici la constipation et l'excitation due au voyage ont été les causes occasionnelles qui ont provoqué un gonflement d'anciennes hémorrhoïdes. Ces troubles de miction se continuèrent jusqu'à ce que cette marisque interne ait diminué de volume et se soit complètement ramollie sous l'influence de lavements quotidiens qui maintenaient le rectum vide.

Alors l'urèthre laisse passer le n° 22 sans qu'il soit serré. Ici cette marisque irritait ou excitait l'urèthre par son contact avec la prostate (1).

La connexion qui existe entre l'anus et l'urèthre, la synergie dans les contractions de l'anus et de l'urèthre expliquent comment la contracture douloureuse de l'anus que nous appelons fissure à l'anus peut provoquer du côté du canal un état spasmodique et des troubles de miction. Les faits de ce genre ne sont pas rares. Il y a bien longtemps, M. Maisonneuve conseilla de faire la dilatation forcée de l'anus chez les individus atteints d'hypertrophie prostatique ; il avait remarqué que les malades urinaient mieux après. La cessation de la contraction énergique de l'anus semble rendre plus difficile la contraction de l'urèthre. Les faits de fissure à l'anus dans lesquels des troubles de miction ont été observés démontrent l'utilité de l'intervention chirurgicale sur l'anus dans certains cas d'excitation de l'urèthre.

OBSERVATION XII. (M. Reliquet.)

Eczéma de l'anus, du périnée et des bourses avec hémor-
rhoïdes très gonflées et douloureuses.

En 1889, un homme solide, âgé de 50 ans, se présente chez moi atteint de rétention d'urine. Je lui passe après quelques tâtonnements une bougie n° 3, par-dessus laquelle l'urine s'échappe lorsqu'on la retire pour placer son extrémité effilée dans le point rétréci, au moment de l'accès douloureux du besoin d'uriner. Cette petite manœuvre — dont la description est dans mon traité des opérations — répétée quatre fois avec intervalles de repos, fait cesser l'angoisse douloureuse de la rétention d'urine et permet d'examiner le malade. L'anus, le sillon interfessier, le périnée, les bourses et la portion supérieure de la face interne des cuisses sont le siège d'un eczéma humide, intense et très douloureux. Les démangeaisons sont par moments très violentes, surtout lorsque le malade reste assis longtemps, ce que sa profession de musicien exige. Avec cela, il y a d'énormes bourrelets hémorrhoïdaux tendus et doulou-

---

(1) *Leçons sur les maladies des voies urinaires* (p. 119).

RELIQUET.3

reux. Je continue à vider la vessie par-dessus la petite bougie que je fixe à demeure. Bientôt l'urine s'écoule facilement par-déssus. Je fais prendre au malade des grands lavements d'eau tiède avec la longue canule en gomme. Les surfaces eczémateuses sont lotionnées plusieurs fois par jour avec de l'eau boriquée très chaude. Dès le lendemain, le malade urine beaucoup mieux et je passe jusqu'au nº 10. En trois jours, depuis l'accès de rétention d'urine, j'arrive au nº 17. Quatre jours après, on passait facilement jusqu'au nº 22.

Voilà un fait ou l'eczéma généralisé de l'entre-jambes a déterminé, à n'en pas douter, un spasme de l'urèthre simulant un rétrécissement organique.

STATIONS DEBOUT PROLONGÉES

Au nombre des causes de contracture permanente de l'urèthre nous devons placer la station debout prolongée et le travail constamment debout. Trois observations en sont rapportées dans les leçons sur les maladies des voies urinaires (p. 121).

LE FROID

Dans une observation (*Leçons sur les maladies des voies urinaires*, p. 127), la contracture de l'urèthre reconnaissait pour cause le séjour prolongé des membres inférieurs dans l'eau froide. Il s'agit d'un charpentier qui, lors d'inondations, était resté plusieurs jours de suite les membres inférieurs dans l'eau pour construire des passerelles ; il se plaignait d'envies fréquentes d'uriner, d'être obligé de pousser violemment pour expulser le peu d'urine qu'il pouvait évacuer. Et chaque miction était suivie d'une douleur qui se prolongeait pendant trois ou quatre minutes. Il m'affirma qu'il n'avait jamais eu de chaudepisse. Je passai une bougie n° 9 ; je pris une sonde de même numéro et je vidai la vessie qui contenait environ 700 gr. d'urine. Je voulus passer une sonde plus grosse, mais elle était serrée à la portion membraneuse. Le lendemain, le malade me raconta qu'il urinait beaucoup mieux, et, en effet, les sondes de la veille passaient facilement et je pus introduire sans difficulté le n° 20. Mais il y avait toujours une douleur assez vive à la fin de la miction. Je passais des cathéters Beniqué de plus en plus volumineux jusqu'au n° 45. Malgré cela, la douleur après la miction persistait et cependant la vessie se vidait bien. Craignant alors la présence d'un calcul, je fis l'examen avec un petit brise-pierres explorateur. Je ne trouvai rien dans la vessie. Profitant de la présence de mon brise-pierres dans l'urèthre, je fis la dépression de la paroi inférieure du canal avec mon instrument. Après cette petite opération, les douleurs de la fin de la miction diminuèrent. Je fis alors des applications de courant électrique continus descendants sur la moelle qui complétèrent la guérison.

TROUBLES DES FONCTIONS GÉNITALES

Certains troubles des fonctions génitales, volontaires ou involontaires, ont une action marquée sur la production des spasmes de l'urèthre. C'est pourquoi nous devons parler de l'érection prolongée qui parfois provoque une rétention d'urine complète ; le mécanisme de production des spasmes de l'urèthre dans les cas de masturbation doit être celui de l'érection prolongée. Quelle que soit la théorie admise, il est certain que pendant l'érection complète tous les muscles de l'urèthre sont contractés énergiquement. Si cet état de contraction est maintenu pendant un temps assez long, on voit se produire la rétention d'urine.

« Un malade, âgé de 49 ans, m'envoie chercher au milieu de la nuit et me raconte de suite ses agissements de la soirée depuis lesquels la rétention d'urine était complète. Il n'avait aucune espèce d'irritation du gland due au prépuce, n'avait jamais eu de chaudepisse, n'était pas constipé. Antérieurement aucun trouble de miction n'existait. Je ne pus le cathétériser qu'avec une sonde en métal de petit calibre à courbure courte, mais arrondie, sonde à laquelle Caudmont a donné son nom. Les grosses sondes en gomme ou la sonde volumineuse à grande courbure de Gely étaient manifestement serrées dans la région membraneuse qui saignait avec la plus grande facilité. La sonde de Caudmont, d'un calibre beaucoup plus faible (no 15), très courbée, a pu franchir l'urèthre et passer par-dessus le col de la vessie qui était très élevé. » (Leçons, p. 111 et 112.)

Un fait plus fréquent est celui de troubles fonctionnels volontaires dans le coït consistant à éjaculer en dehors de la femme. Le coït incomplet, loin de diminuer les troubles fonctionnels chez les malades qui ont déjà des troubles de la miction, les aggrave, tandis qu'au contraire le coït complet provoque une amélioration considérable dans leur état. C'est certainement à l'état persistant du demi-éréthisme qui fait suite au coït incomplet que l'on doit attribuer le spasme de l'urèthre. « Un homme d'une quarantaine d'années m'est adressé par mon maître, M. Bazin. Il me raconte son histoire. Comme toujours, il se croit atteint de rétrécissement de l'urèthre et il me dit qu'il a des difficultés pour uriner depuis longtemps. Interrogé sur ses fonctions génitales, il ajoute que, depuis son mariage qui remonte à plusieurs années, il ne coïtait pas complètement, parce qu'il était syphilitique, mais qu'il n'avait jamais eu de chaudepisse. Je le sonde avec un instrument en gomme no 15 ; je constate que la vessie ne se vide pas, la quantité d'urine retirée étant beaucoup plus grande que celle évacuée par le malade à chaque miction. Le malade, très pressé de retourner chez lui, je lui passe un petit

brise-pierres explorateur et je déprime la lèvre inférieure du col vésical. Je revois, le lendemain, le malade
qui urine déjà beaucoup mieux. Un mois après, il m'é-
crivait qu'il n'éprouvait plus de gêne pour uriner,
toutes ses fonctions étant complètes. » (Leçons, p. 114.)

Le spasme de l'urèthre simulant le rétrécissement du
canal en provoquant les troubles fonctionnels caracté-
ristiques peut se rencontrer encore chez les sujets qui
ont l'*urèthre pudique,* qui ne peuvent uriner qu'étant
isolés (Leçons, p. 121), et cet état tout à fait spécial nous
amène à parler des faux rétrécissements qui sont liés à
une affection du système nerveux.

Il peut se faire, par exemple, que chez un malade
qui offre à la fois les signes du rétrécissement faux et
sa cause probable, — soit un prépuce étroit et court,
soit un méat étroit et placé haut sur le gland, etc., —
il peut se faire que le débridement du prépuce ou du
méat amène une amélioration passagère bientôt suivie
de la réapparition des accidents.

On doit alors chercher du côté du système nerveux.

AFFECTIONS DU SYSTÈME NERVEUX

OBSERVATION XIII. (M. Reliquet.)

M. X..., 32 ans, vient à Paris pour se faire soigner d'un rétrécissement de l'urèthre. Il en a les troubles fonctionnels ;
les mictions sont fréquentes et difficiles, la vessie ne se vide
pas. Le prépuce étroit et court bride le gland. De chaque côté
du frein s'échappe le liquide de la balano-posthite. Le débridement simple du prépuce par incision supérieure permet de
passer, séance tenante, le n° 20. Immédiatement la miction
devient normale. Ce mieux dans la fonction urinaire dure pendant quinze jours après le débridement, puis apparaissent les
accidents épileptiques auxquels le malade est sujet (vertiges,
secousses cloniques sans perte de connaissance, — il n'y a pas
d'attaque complète).

Dès que, sous l'influence du traitement médical, les accidents épileptiques diminuent, l'amélioration de la miction s'établit et devient complète quand les accidents nerveux disparaissent.

Le spasme violent de l'urèthre pouvant aller jusqu'à provoquer la rétention d'urine se rencontre encore dans différentes affections spinales ou cérébro-spinales. « J'ai observé (Leçons, page 122) un cas curieux de contracture de l'urèthre au niveau de la portion membraneuse avec diminution de calibre chez un malade atteint de myélite. Je suis appelé par mon confrère, le Dr Loquet, près d'un malade atteint de rétention d'urine. Il s'agissait d'un voyageur de commerce ayant des habitudes alcooliques. Il avait eu de nombreuses chaudepisses antérieures. Le malade était couché et n'avait pas uriné depuis douze heures.

Je parviens à introduire dans la vessie une petite bougie n° 2. Pour m'assurer du siège du rétrécissement, je visse sur la bougie une sonde en gomme et je pousse le tout dans l'urèthre. La sonde en gomme est arrêtée d'une façon très nette au niveau de la portion membraneuse. Cette manœuvre surexcite l'envie d'uriner. Je retire la sonde que je dévisse de la bougie. Puis je retire la petite bougie jusqu'à ce que son extrémité seule soit dans l'orifice rétréci et il s'échappe une petite quantité d'urine. Je remets la bougie en place. Je la fixe et je prie mon confrère de répéter la manœuvre que je venais d'exécuter pour faire uriner le malade, s'il ne pouvait pas chasser l'urine par-dessus la bougie en place.

Je quitte mon confrère en lui donnant rendez-vous au lendemain matin pour faire l'uréthrotomie interne. Tant j'étais convaincu d'avoir affaire à un rétrécissement très étroit de l'urèthre. Le lendemain, le malade avait uriné par-dessus la bougie et celle-ci était tellement libre dans l'urèthre que j'en fus étonné. Je repris la sonde, je la vissai sur la bougie, je poussai le tout dans l'urèthre et j'arrivai, sans rencontrer d'obstacle, jusque dans la vessie d'où je retirai 500 grammes d'urine. J'y fis une injection d'eau tiède, je retirai la sonde qui n'avait guère que le calibre 16 et la bougie à sa suite. Je pris alors des sondes coudées et je pus introduire dans la vessie un n° 23 ; je vidai la vessie de l'eau que j'y avais injectée. Je dis au malade de venir me voir, le lendemain, chez moi. A son arrivée, je fus frappé de la façon dont il marchait (jusque-là je ne l'avais vu que couché). Il s'appuyait fortement sur une canne et traînait les jambes comme dans la myélite. Le moindre pincement aux membres inférieurs provoquait un mouvement réflexe considérable du membre pincé. La pression sur la dernière vertèbre dorsale et la première lombaire provoquait une douleur vive. Préoccupé de la stagnation d'urine, le malade étant debout, je le sondai, je fus tout étonné de trouver la vessie entièrement vide. Le malade me dit qu'il avait uriné immédiatement avant de monter chez moi. »

De même l'ataxie peut donner naissance à un spasme qui en imposera pour un rétrécissement vrai de l'urèthre. C'est là un fait très fréquent. « Un homme d'une quarantaine d'années vint me consulter pour des envies fréquentes d'uriner et des difficultés de la miction. A mon premier examen, je constatai que la sonde n° 14 était serrée au niveau de la portion membraneuse. Il aurait fallu forcer pour la conduire dans la vessie. Je pris une sonde conique olivaire comme la première, mais plus petite (n° 11), et je la conduisis facilement dans la vessie d'où il s'écoula presque un litre d'urine ; le malade était manifestement ataxique. L'incoordination du mouvement des membres inférieurs et les antécédents de douleurs fulgurantes ne laissaient aucun doute. Je me gardai bien de conclure au rétrécissement de l'urèthre. En effet, après trois cathétérismes faits chaque vingt-quatre heures avec les sondes-bougies, pour vider la cavité vésicale, je pus brusquement passer une sonde coudée en gomme, n° 21, sans rencontrer d'obstacle dans l'urèthre. J'appris même au malade à se servir de la sonde, la vessie contenant toujours une grande quantité d'urine, ce qui est une preuve que l'état de dilatation de la vessie n'est pas dû à un rétrécissement de l'urèthre, mais à l'affection de la moelle. Lorsque la stagnation d'urine est due à un rétrécissement organique seul, lorsque le calibre de l'urèthre a été rétabli, la vessie reprend peu à peu son pouvoir contractile et arrive à se vider. » (Leçons, p. 125-126.)

A la *Société de Médecine de Paris*, dans sa séance du 22 octobre 1887, M. Christian lut un mémoire sur « *les troubles nerveux de nature insolite qui signalent la première période de la paralysie générale.* » Parmi ces troubles, il en rappelle un certain nombre siégeant dans l'appareil uréthro-vésical. A propos de ce mémoire, M. Reliquet fit la communication suivante (1) :

« Le mémoire que vient de nous lire M. Christian a une grande importance. L'auteur y attribue, et je crois avec raison, à la paralysie générale, des phénomènes prémonitoires très éloignés, ainsi que cela est démontré pour l'ataxie locomotrice.

J'ai observé plusieurs faits qui confirment les conclusions de notre collègue. Dans mes leçons sur les spasmes de l'urèthre et de la vessie, publiées en 1878, je relate l'observation d'un ancien officier, travaillant à la Bourse, qui, se portant ordinairement bien, sans manifestations douloureuses autres, de temps en temps était pris brusquement d'envies d'uriner impérieuses, incessantes, continues, très douloureuses, s'accompagnant d'un spasme de la vessie et de l'urèthre tel, qu'il y avait expulsion du sang. Cet état excessivement douloureux de la vessie et de l'urèthre était calmé par l'application des courants électriques continus.

---

(1) *Bulletin de la Société de Médecine de Paris.* Tome XXII, p. 234, 235, 236.

A ce moment, pour moi, le diagnostic était : ataxie locomotrice. Six ans après, j'ai revu ce malade dans une maison de santé, il était paralytique général.

Pendant des années, j'ai eu à conseiller un de nos confrères. Un matin, à six heures, il arrive tout effaré chez moi me disant qu'il avait un rétrécissement de l'urèthre et qu'il fallait de suite, chez moi, lui faire l'uréthrotomie. En effet, la vessie était volumineuse, les douleurs et les accès douloureux de la rétention complète existaient. Je lui passai facilement une bougie n° 7 et il se mit à uriner assez librement. En le reconduisant, comme il demandait toujours l'uréthrotomie interne, je lui répondis : Nous verrons cela dans quelques jours.

Après deux passages de bougies un peu plus grosses je restai quatre ans sans que notre confrère me parlât de son rétrécissement, lorsque nous nous trouvons dans le même compartiment de chemin de fer. Malgré les personnes présentes, il me parla de son rétrécissement qui le gênait à nouveau et il me dit qu'il viendrait dans quelques jours pour que je lui fasse l'uréthrotomie interne.

Trois ans après, je suis appelé près de lui ; il était en plein délire, extrêmement agité. Il avait essayé de se sonder sans résultat. La vessie était très distendue. Je ne pus passer qu'une sonde n° 7 et encore elle était très serrée. L'urine s'écoula bien lentement par ce petit calibre.

Les jours suivants, tant que l'agitation dura, je ne pus pas passer de sonde plus grosse. Ce n'est qu'après huit jours, le sondant matin et soir pour le faire uriner, que je passai le n° 12 sans pouvoir aller au delà. Mais l'excitation diminue, il urine un peu seul et brusquement je peux conduire jusque dans la vessie le n° 20.

Pendant le coma qui précéda la mort, le n° 22 entrait sans rencontrer la plus légère résistance. Ainsi voilà un fait, où les spasmes de l'urèthre produisant la rétention, ont existé longtemps avant que l'affection cérébrale fût confirmée.

Il n'est pas toujours facile, au premier examen de l'urèthre, de dire d'une façon précise si oui ou non il s'agit d'un rétrécissement ou d'un spasme de l'urèthre dû à une affection latente des centres nerveux. Pour en être convaincu, il suffit de voir le nombre très grand des malades qui, après avoir été examinés par leurs médecins instruits et attentifs, viennent chez nous comme étant atteints de rétrécissement organique lorsqu'ils n'ont que du spasme de l'urèthre.

En réalité, l'obstacle matériel qui dans l'urèthre empêche de passer une sonde moyenne parce qu'elle est serrée, lorsqu'une plus petite passe facilement, en impose toujours et malgré tout fait croire à un rétrécissement. Il faut toujours un complément d'étude du malade pour chasser l'influence du fait matériel observé et pour reconnaître qu'il y a spasme et non rétrécissement vrai.

On a bien vite dit : ce sont de faux urinaires; avec un peu d'habitude on les reconnaît. Mais ce qu'il faut c'est que tous les médecins soient en garde contre ces faits de rétrécissement spasmodique, et de douleurs violentes avec excitation de la vessie et de l'urèthre dus à une affection cérébro-spinale plus au moins caractérisée, pour qu'ils s'abstiennent de toutes manœuvres chirurgicales exploratrices ou curatives dont le seul résultat serait de rendre ces malades de vrais urinaires, en plus de leur affection des centres nerveux. »

C'est surtout lorsque l'affection cérébro-spinale ne se manifeste que par l'état spasmodique de l'urèthre et les troubles fonctionnels qu'il détermine, qu'il est difficile de diagnostiquer le faux rétrécissement. « Au début de ma pratique, avant 1870, j'ai observé un malade qui de temps en temps venait chez moi se disant atteint de rétrécissement de l'urèthre. En effet, lorsque les troubles de miction étaient suffisants pour le préoccuper, il venait demander le passage de la sonde. A ce moment il était rare que l'on pût passer plus que le n° 10. Et en deux ou trois jours on arrivait aux sondes les plus volumineuses ; alors tout cessait. Ce malade que je rencontrais souvent dans le monde me parlait constamment de se soumettre à une opération, pour guérir ce qu'il appelait son rétrécissement. Vers 1873, les douleurs fulgurantes vraies apparurent, l'évolution de l'ataxie se continua par les troubles moteurs et les phénomènes du côté des voies urinaires disparurent, l'ataxie locomotrice continuant à évoluer jusqu'à sa mort qui eut lieu en 1884. »

Voilà encore un malade chez lequel l'intervention opératoire aurait été certainement nuisible.

Nous avons rencontré ces phénomènes de spasme de l'urèthre, avec impossibilité d'introduire la sonde de volume moyen, pendant la durée du spasme, chez un malade qui, plusieurs années après, a été pris d'accidents hémiplégiques dus à une gomme cérébrale. A la suite du traitement anti-syphilitique il a guéri, il n'a plus eu aucune espèce de phénomène spasmodique de l'urèthre et la vessie se vidait alors complètement.

Nous avons certainement observé des malades, qui, ayant été atteints de ces spasmes de l'urèthre simulant les rétrécissements, ont subi des opérations dirigées contre le rétrécissement présumé. Nous croyons que chez eux les troubles d'irritation de l'urèthre dus à une véritable altération des parois du canal ont été provoqués justement par ces interventions.

Les sécrétions muco-purulentes de l'urèthre et de la vessie se produisent avec la plus grande facilité chez les ataxiques et, chose bizarre, il nous semble que chez eux elles sont difficiles à faire disparaître par les moyens ordinaires qui réussissent si facilement chez les autres malades.

Il reste toujours ce point du réel diagnostic à faire. Dans tous les cas de spasme, simulant le rétrécissement, dus à un état particulier du système nerveux, il y a un fait capital. C'est que les troubles fonctionnels de la miction ne présentent pas la continuité, la permanence qu'ils ont toujours dans les cas de rétrécissement vrai de l'urèthre. Il est rare que l'urèthre reste contracté et s'oppose au passage des bougies de calibre moyen pendant plusieurs jours. Ce sont des accès de troubles fonctionnels , puis il y a ceci de caractéristique : C'est que du jour au lendemain on peut passer des sondes beaucoup plus volumineuses sans qu'il soit possible de trouver la raison organique locale de ce fait.

CONCLUSIONS

Les conclusions de ce mémoire viennent à l'encontre des idées généralement admises. Toutes les fois qu'une bougie à tête conique est arrêtée en un point de l'urèthre; toutes les fois qu'une bougie conique olivaire, petite ou grosse, est serrée en un point de l'urèthre, on conclut à l'existence d'un rétrécissement vrai du canal de l'urèthre et souvent, par une intervention opératoire rapide immédiate, on agit contre ce prétendu rétrécissement.

Les faits typiques que nous venons d'énumérer et que nous aurions pu multiplier encore, démontrent d'une façon positive combien ces signes matériels du rétrécissement de l'urèthre sont trompeurs. C'est parce qu'ils nous ont trompés, ces signes physiques en apparence si impératifs, ainsi que le montrent les observations IX et X, que maintenant, après avoir examiné l'urèthre, comme nous le faisons toujours, avec la bougie conique olivaire, petite ou grosse, si cette bougie est arrêtée, engagée dans une section étroite de l'urèthre et serrée par cette section même, nous nous gardons bien de conclure immédiatement à l'existence d'un vrai rétrécissement, ayant le calibre de la bougie engagée et serrée dans cette section étroite de l'urèthre.

1° Le rétrécissement peut exister et avoir vraiment le calibre de la bougie.

2° Le rétrécissement peut exister et ne pas avoir, en réalité, le calibre de la bougie qui y est engagée ; il peut être le siège d'un spasme qui en a diminué considérablement le calibre ainsi que dans les observations IX et X.

3° Si fine que soit la bougie serrée dans la section étroite de l'urèthre, il peut arriver, et nous en donnons de nombreuses observations, que cette étroitesse énorme de l'urèthre, provoquant la rétention d'urine durable, ne soit exactement qu'un spasme de l'urèthre localisé en un point variable et provoqué par une cause très éloignée du point étroit de l'urèthre.

Les observations I, II, III, IV, VII, viennent démontrer l'exactitude de ces conclusions.

Aussi, depuis longtemps, ainsi que le prouvent les leçons sur les spasmes de l'urèthre publiées en 1878 et les leçons sur les stagnations d'urine publiées en 1885, avant d'affirmer l'existence du rétrécissement vrai, malgré les signes physiques donnés par l'examen direct du canal avec la sonde, et dont nous venons de parler, nous cherchons si en un point quelconque du sujet il n'y a pas une cause matérielle d'un réflexe dont la conclusion est le spasme de l'urèthre.

Si nous trouvons cette cause à l'extrémité de la verge, et c'est là un des cas fréquents, nous la faisons disparaître avant de faire quoi que ce soit dans la continuité du canal. C'est ainsi qu'en débridant le prépuce, qu'en débridant le méat, en faisant cesser la suppuration des glandes de Tyson, nous avons vu, séance tenante, l'étroitesse de l'urèthre dans sa continuité disparaître complètement (observations I, II, III, IV), et que nous avons vu cesser des récidives apparentes de rétrécissement chez des sujets qui avaient déjà subi plusieurs opérations (observations VII, VIII, IX, X).

De même on fera disparaître toutes les causes de spasmes tenant à un état particulier des organes circonvoisins. Enfin on étudiera avec le plus grand soin l'état du système nerveux qui, bien souvent, est la seule cause de ce spasme de l'urèthre simulant le rétrécissement.

Ici l'erreur est souvent très facile, d'autant qu'il n'est pas possible d'enlever la cause du spasme comme dans les cas précédents. Souvent on est au début de l'affection du système nerveux ; comme on l'a dit, c'est là un signe prémonitoire dans l'ataxie. Mais en dehors de l'ataxie, il y a d'autres affections du système cérébro-spinal capables de produire ce phénomène de spasme trompeur, ainsi que le montrent les observations XII et suivantes.

Nous ne saurions trop mettre en garde nos confrères contre l'intervention opératoire directe dans ces cas de prétendus rétrécissements de l'urèthre. En raison même de l'affection du système nerveux et de l'état spécial des tissus chez ces sujets, cette intervention opératoire directe sur les parois de l'urèthre y provoque facilement une lésion qui devient un vrai rétrécissement de l'urèthre.

Nous connaissons bien des ataxiques qui sont dans ce cas.

PARIS. — IMP. VICTOR GOUPY, 71, RUE DE RENNES.

www.ingramcontent.com/pod-product-compliance
Ingram Content Group UK Ltd.
Pitfield, Milton Keynes, MK11 3LW, UK
UKHW021644090726
13657UKWH00004B/1756